ZUKUNFTSFORUM DEMENZ

Neues aus der Demenzforschung

Herausgeber
Professor Dr. med. Ingo Füsgen
Professor Dr. med. Johannes Kornhuber

7. Workshop
des „Zukunftsforum Demenz"
15. März 2003 im Kloster Eberbach
Dokumentationsreihe · Band 3

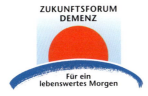

Editorial

Die Forscher haben dem Alzheimer den Kampf angesagt – so könnte man die vielfältigen Forschungsbestrebungen auf dem Sektor demenzieller Erkrankungen zusammenfassen. Diese Forschungsoffensive ist aber auch dringend nötig, da die Zahl der Patienten bedingt durch die demographische Entwicklung stetig steigt.

Derzeit gibt es etwa eine Million Menschen mit einer Alzheimer-Demenz in Deutschland, jedes Jahr tritt bei 200 000 Menschen die Erkrankung erstmals auf. Wenn man den Zeitraum betrachtet von der Diagnosestellung bis zum Tod, dann ist der einzelne Mensch etwa acht bis zehn Jahre betroffen – das ist für viele Kranke annähernd ein Zehntel ihres Lebens. Somit ist nicht nur ein beträchtlicher Teil der Bevölkerung betroffen – außer dem Kranken selbst ist auch seine Familie physisch, psychisch und finanziell über viele Jahre stark belastet.

Insgesamt ist die Alzheimer-Demenz als ein Massenphänomen mit immenser Bedeutung zu betrachten. Deshalb ist es auch eine anspruchsvolle wissenschaftliche Herausforderung, eine Therapie zu finden, die das damit verbundene Leiden besser als bisher vermindern kann. Eine solche Therapie hilft aber nicht nur dem Einzelnen, sie ist auch von großer gesellschaftlicher Bedeutung: Denn eine Therapie kann dazu beitragen, dass die Menschen länger selbstständig in ihrer häuslichen Umgebung leben können, also zu einem späteren Zeitpunkt erst hohe Heimkosten verursachen und somit die Pflegekassen entlasten.

Erste Früchte hat die Forschung bereits getragen: So konnte die Diagnostik dahin gehend verbessert werden, dass heute aus dem Liquor Marker identifiziert wurden, die die Diagnose Alzheimer als positive Diagnose und nicht als Ausschlussdiagnose ermöglichen.

Auch durch die bildgebenden Verfahren ist es heute möglich festzustellen, in welchen Hirnregionen die Defekte liegen. Außerdem tragen diese Verfahren ebenfalls dazu bei, die Alzheimer-Demenz von anderen Demenzformen zu unterscheiden.

Nicht nur die Früherkennung hat große Fortschritte gemacht, auch die Behandlungsmöglichkeiten haben sich erwei-

EDITORIAL

tert: Bei den nichtmedikamentösen Verfahren konnte – zumindest für einige Methoden – der qualitative Eindruck der Verbesserung wissenschaftlich auf sichere Füße gestellt werden. Allerdings besteht hier noch ein gewaltiger Forschungsbedarf.

Bei den immunologischen Verfahren hat es Fortschritte gegeben, auch wenn hier der endgültige Durchbruch noch fehlt. Die so genannte Alzheimer-Impfung, bei der über induzierte Antikörper die Plaques im Hirn abgebaut werden, funktioniert bei Versuchstieren gut, auch beim Menschen funktioniert das Prinzip, doch leider ist auf Grund der Nebenwirkung bei einigen Versuchspersonen diese Therapie noch nicht für eine breite Anwendung geeignet. Doch die Forscher arbeiten weiter daran, einen besser verträglichen „Impfstoff" zu gewinnen.

Keine Zukunftsmusik ist die bei Merz entwickelte Substanz Memantine, mit der die Progression der Erkrankung verlangsamt oder gebremst werden kann. Memantine steht heute für die Behandlung der mittelschweren und schweren Alzheimer-Demenz zur Verfügung. Und das Unternehmen Merz stellt sich auch weiterhin der Herausforderung in der Demenz-Forschung: Merz unterstützt das *Kompetenznetzwerk Demenzen*, bei dem unter anderem die Kombinationstherapie aus Cholinesterasehemmern und NMDA-Rezeptor-Antagonisten bei der Alzheimer-Erkrankung untersucht wird. Dieses Kompetenznetz wird vom Bundesforschungsministerium gefördert.

Auch mit dem Zukunftsforum Demenz will das Unternehmen dazu beitragen, das Know-how der Diagnostik und Therapie zu verbreiten und so die Versorgung der Demenzkranken zu verbessern – gemäß dem Motto des Zukunftsforums „Für ein lebenswertes Morgen".

Angelika Ramm-Fischer *Günther Sauerbrey*
Zukunftsforum Demenz *Leiter Zukunftsforum Demenz*

Editorial

Die demografische Entwicklung unserer Gesellschaft ist von einer deutlichen Zunahme des Anteils älterer Menschen an der Gesamtbevölkerung bestimmt. 1950 lebten doppelt so viele Menschen unter 20 Jahren wie Menschen über 60 Jahre, dagegen werden es im Jahr 2050 mehr als doppelt so viele 60-Jährige wie Kinder und Jugendliche unter 20 Jahren sein. Aus diesem „umgekehrten Altersaufbau" erwachsen Chancen und Herausforderungen für unsere Gesellschaft.

Mit der Absicht, diesen Wandel positiv zu gestalten, hat die Fa. Merz das „Zukunftsforum Demenz" für das Krankheitsbild Demenz eingerichtet. Dem Krankheitsbild Demenz kommt zahlenmäßig auf Grund seiner direkten Altersabhängigkeit, der hohen Kosten im Krankheitsverlauf für unsere Gesellschaft und auf Grund der Einschränkung für den Betroffenen und die Angehörigen eine große Bedeutung zu.

Das Themenspektrum der zu behandelnden Fragen bzw. Bedürfnisse ist weit gesteckt. Bei dem Thema des 7. Workshops „Neues in der Demenzforschung" spielt natürlich die Frühdiagnostik eine zentrale Rolle. Es ist Herrn Prof. Dr. Wiltfang von der Universitätsklinik Erlangen-Nürnberg zu danken, dass er den jetzigen Stand der „Neurochemie" darstellte. Eine attraktive zukunftsweisende Forschung für die Herr Prof. Dr. Wiltfang mit dem Preis für Hirnforschung in der Geriatrie der Universität Witten/Herdecke gewürdigt wurde.

Prof. Dr. Maurer ging anschließend auf die bildgebende Diagnostik ein. Neben der fachlich eindrucksvollen Darstellung der bestehenden Möglichkeiten beeindruckte besonders immer wieder der Bezug auf die erste von Alzheimer dokumentierte Patientin „Auguste D.". Wie weit inzwischen hier die Technik der bildgebenden Verfahren fortgeschritten ist, macht die Aussage von Prof. Maurer deutlich: „Man kann heutzutage dem Gehirn beim Denken zusehen".

Der zweite Teil des Workshops war der Therapie gewidmet, und hier stand nach der Darstellung der nichtmedikamentösen Therapieformen durch Herrn Privatdozent Dr. Gräßel natürlich die medikamentöse Therapie unter besonderer Berücksichtigung des Einsatzes von Memantine im

Editorial

Vordergrund. Prof. Dr. Kornhuber zeigte in seinem Referat auf, wie eine optimale Medikation aussehen kann und dass der Substanz Memantine hier besondere Bedeutung zukommt. Deutlich wurde aber auch in den Ausführungen von Prof. Dr. Kornhuber, dass der Wirkstoff Memantine nicht nur symptomatisch, sondern auch neuroprotektiv wirken kann.

Der anschließende Vortrag von Herrn Prof. Dr. Hock ging auf künftige Entwicklungen in der Therapie ein. Dabei wurde von ihm gefordert, dass für einen Wirkansatz bei der Medikation nicht nur ein symptomatischer Erfolg bestehen soll, sondern auch eine modulierende Wirkung auf das Krankheitsbild gegeben sein sollte.

Insgesamt war es ein hoch interessanter Workshop, und Herrn Prof. Dr. Kornhuber als Leiter sowie den anderen Referenten und Diskutanden sei vielmals gedankt. Wieder einmal wurde deutlich, welch riesige Aufgabe uns mit der Bewältigung der Demenz bevorsteht, obwohl Kenntnisse und Handlungsoptionen vorliegen.

Professor Dr. med. Ingo Füsgen

Herausgeber

Professor Dr. med. Ingo Füsgen
Geriatrische Kliniken Wuppertal
der Kliniken St. Antonius
Lehrstuhl für Geriatrie der
Universität Witten-Herdecke
Carnaper Str. 60
42283 Wuppertal

Prof. Dr. med. Johannes Kornhuber
Direktor der Klinik für
Psychiatrie und Psychotherapie
der Universität Erlangen-Nürnberg
Schwabachanlage 6 und 10
91054 Erlangen

Referenten des Workshops

Mediziner diskutierten die neuen Erkenntnisse zu Diagnostik und Therapie bei der Demenz vom Alzheimer-Typ.

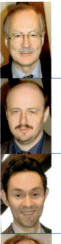

Prof. Dr. med. Konrad Maurer
Klinik für Psychiatrie und Psychotherapie,
Universität Frankfurt am Main

Prof. Dr. med. Jens Wiltfang
Klinik für Psychiatrie und Psychotherapie,
Universität Erlangen-Nürnberg

Privatdozent Dr. med. Elmar Gräßel
Klinik für Psychiatrie und Psychotherapie,
Universität Erlangen-Nürnberg

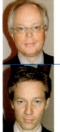

Prof. Dr. med. Johannes Kornhuber
Leiter der Klinik für Psychiatrie und Psychotherapie,
Universität Erlangen-Nürnberg

Prof. Dr. med. Christoph Hock
Psychiatrische Forschung,
Universitätsklinik Zürich

Impressum

© 2003 Zukunftsforum Demenz
Postfach 11 13 53
60048 Frankfurt am Main
E-Mail: hcr@merz.de

Redaktion, Gestaltung und Produktion:
Medical Tribune Verlagsgesellschaft mbH
Wiesbaden

Oktober 2003

Printed in Germany
ISBN 3-922264-54-9

Inhalt

Professor Dr. med. Konrad Maurer
Dem Gehirn beim Denken zuschauen   11

Professor Dr. med. Jens Wiltfang
Welche Möglichkeiten gibt es für die Frühdiagnose?   23

Privatdozent Dr. med. Elmar Grässel
Kognitive Fähigkeiten positiv beeinflussen   31

Professor Dr. med. Johannes Kornhuber
Professor Dr. med. Jens Wiltfang
So kann optimal therapiert werden   39

Professor Dr. med. Christoph Hock
Wohin geht der Weg?   49

Das Zukunftsforum Demenz hat sich zum Ziel gesetzt, die Versorgung der Demenzkranken in Deutschland zu verbessern, um ihnen möglichst lange ein würdevolles und – entsprechend ihren noch vorhandenen Fähigkeiten – erfülltes Leben zu ermöglichen. Daher auch das Motto des Zukunftsforums: Für ein lebenswertes Morgen.

Bildgebende Diagnostik

Dem Gehirn beim Denken zuschauen

PROFESSOR DR. MED. KONRAD MAURER

„Oh wie schön wäre es doch, wenn ich den Schädel nicht immer öffnen müsste" – dieser Wunsch von Alois Alzheimer (1864-1915) zur Diagnostik der nach ihm benannten Demenz ist mittlerweile Wirklichkeit. Funktionelle bildgebende Verfahren machen heute die bildhafte Erfassung von kognitiven Prozessen wie Denken und Erkennen sowie auch von Demenz-assoziierten Wahrnehmungsstörungen möglich. Mit Methoden wie SPECT (single photon emission computertomographie) und PET (Positronenemissionscomputertomographie) lassen sich Durchblutungsstörungen und Stoffwechselverhältnisse darstellen. Die FDG (^{18}F-Fluor-deoxy-glukose)-PET hat sich bei der Frühdiagnose von Demenzen bewährt. Das beste bildgebende Verfahren zur Demenz-Diagnostik ist aber derzeit die fMRT, die eine Funktionsanalyse bei MRT-typischer räumlicher Exaktheit erlaubt.

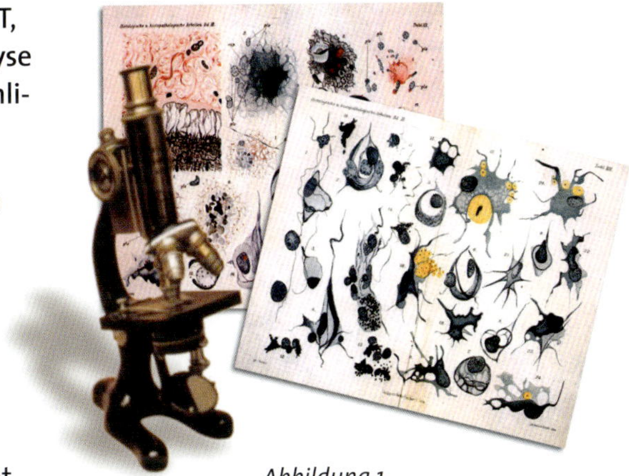

Zu Alzheimers Zeiten bestand die bildgebende Diagnostik im Blick durch das Mikroskop, mit dem nach dem Ableben der Patienten die Gehirnschnitte untersucht wurden, um die gefundenen Veränderungen anschließend nachzuzeichnen (Abbildung 1). „Damals war es also eine mühevolle Angelegenheit", erinnerte Professor Dr. med. Konrad Maurer, Klinik für Psychiatrie und

Abbildung 1

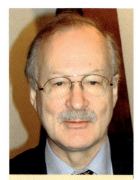

Prof. Dr. med. Konrad Maurer

Psychotherapie der Universität Frankfurt. Diese Situation hat sich mit der Entdeckung der Computertomographie und der Magnet-Resonanz-Tomographie (MRT, Kernspintomographie) grundlegend verändert. Denn mit diesem Verfahren wurde es möglich, Atrophien und Erweiterungen der äußeren und inneren Liquorräume in vivo darzustellen. Die MRT ermöglicht eine bildhafte Darstellung der Alzheimer-bedingten Atrophien und Neuronenverluste in den vorwiegend betroffenen Regionen (Abbildung 2) im parietalen Kortex, temporalen Kortex, Hippokampus und entorhinalen Kortex. Der Substanzverlust in diesen Regionen erklärt letztlich die Alzheimer-typischen Symptome wie Vergesslichkeit und emotionale Veränderungen.

Bereits Alois Alzheimer hat räumliche Wahrnehmungsstörungen bei seinen Patienten beobachtet. Beispiel: Die historische Schriftprobe der „Auguste D.", die eine agraphische wie auch eine deutliche räumliche Störung dokumentiert

Fortschreiten der Hippokampusatrophie beim Alzheimer-Patienten

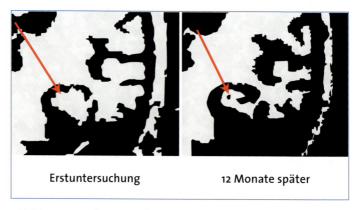

Erstuntersuchung   12 Monate später

Abbildung 2: Mit der MRT ist heute eine bildhafte Darstellung der Alzheimer-bedingten Atrophien und Neuronenverluste wie hier im Hippokampus möglich.   *nach Förstl, 1997*

(Abbildung 3). Alzheimer konnte damals nur vermuten, was sich dahinter verbirgt.

Heute bezeichnet man dieses Phänomen als „Hemineglect-Problematik": So schauen Patienten mit einem rechtsseitigen Neglect-Zeichen häufiger nach links. Und mit modernen funktionellen Verfahren, wie zum Beispiel SPECT, kann man dies auch bildlich dokumentieren (Abbildung 4).

EEG zeigt Verlagerungen und Abnahme der Gehirnaktivität

Bereits in den 30er Jahren wurden Demenz-typische Veränderungen im EEG beschrieben – so zum Beispiel die Verlangsamung der EEG-Wellen. Diese Verlangsa-

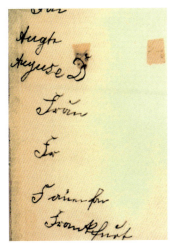

Abbildung 3: Schriftprobe der „Auguste D."
aus: Maurer et al., Lancet, 1997; 349

Hemineglect-Problematik als typisches Alzheimer-Symptom

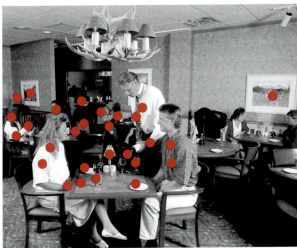
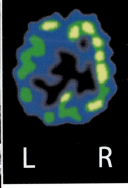

Abbildung 4: Bei Hemineglect sind linksseitige Störungen im Kortex mit einer verminderten Wahrnehmung im rechten Gesichtsfeld verbunden.
nach Meguro et al., 2001

mung kann man nach den Erfahrungen von Prof. Maurer auch im ärztlichen Alltag nutzen: Bei einer Gehirnschädigung nimmt die langsame Gehirntätigkeit zu und die rasche Tätigkeit ab. „Wir wissen ja auch, dass Kognition zum Beispiel mit Beta-Tätigkeit verbunden ist." Bei Alzheimer-Patienten ist dagegen vor allem eine Zunahme an Theta-Tätigkeit in den vorderen Hirnbereichen festzustellen, während die Alpha-Tätigkeit gleichzeitig abnimmt (Abbildung 5). Dies ist auch in der Routine-Diagnostik gut einsetzbar.

Diagnostisch hinweisend ist bei Demenz-Patienten auch die Untersuchung der so genannten P300-Welle: „Das ist der erste biologische Marker in der Psychiatrie", betonte Prof. Maurer. Hierbei handelt es sich um eine besonders hohe

Typische EEG-Veränderungen bei Morbus Alzheimer

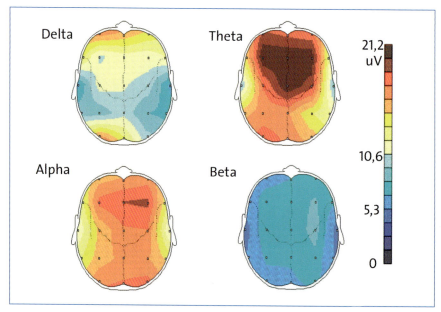

Abbildung 5: Bei Alzheimer-Patienten ist vor allem eine Zunahme an Theta-Tätigkeit in den vorderen Hirnbereichen festzustellen, während die Alpha- und Beta-Tätigkeit abnimmt.

P300-Welle

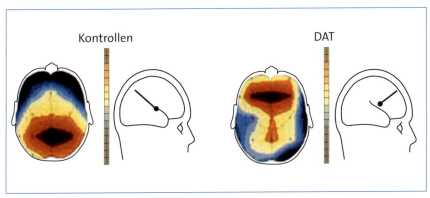

Abbildung 6: Bei der Demenz vom Alzheimer-Typ ist die Topographie und Amplitude der P300-Welle verändert.

EEG-Welle, die in einem standardisierten Ton-Provokations-Verfahren nach der Wahrnehmung von seltenen Tönen (Frequenz 2000 Hz), auf die die Probanden achten und mit Knopfdruck reagieren müssen, entsteht. Bei der Demenz vom Alzheimer-Typ ist die Topographie und Amplitude dieser Welle verändert (Abbildung 6). In der Routine-Diagnostik eignet sich dieses Verfahren vermutlich auch für die Differenzierung zwischen Alzheimer-Demenz und vaskulärer Demenz.

PET – „Königin der bildgebenden Verfahren"

Den entscheidenden Durchbruch in den bildgebenden Verfahren zur Demenz-Diagnostik brachte die Positronen-Emissions-Tomographie (PET), die sich durch ein verbessertes räumliches Auflösungsvermögen auszeichnet. Vor allem die ^{18}FDG-PET, bei der die Patienten intravenös eine Injektion von ^{18}Fluor-Desoxyglukose erhalten, hat sich bei der Früh- und Differenzialdiagnose der Demenzen bewährt. Diese Methode ermöglicht eine visuelle Beurteilung oder Berechnung des metabolischen Index und zeigt eindrucksvoll die Unterschiede zwischen verschiedenen Demenz-Ursachen (Abbildung 7).

Die diagnostische Wertigkeit der ¹⁸FDG-PET wurde in einer großen prospektiven Studie bei 146 Patienten untersucht. Über eine Zeitspanne von drei Jahren wurden PET-Folgeuntersuchungen durchgeführt, beim Tod eines Patienten wurde darüber hinaus auch der postmortale pathologische Befund erhoben. Dabei zeigte sich, dass progressive Demenzformen mit Hilfe der ¹⁸FDG-PET mit einer Sensitivität von 93 % und einer Spezifität von 76 % erkannt werden konnten. Patienten mit Alzheimer-Demenz wurden mit einer Sensitivität von 94 % und einer Spezifität von 73 % erkannt.

Auch für den In-vivo-Nachweis der Acetylcholinesterase gibt es einen geeigneten Tracer – also eine Substanz, die man mittels PET darstellen kann: das ¹¹C-markierte N-Methyl-4-Piperidyl-Acetat ([¹¹C]-MP4A). Vergleichende Untersuchungen mit ¹⁸FDG-PET und MP4A-PET machen deutlich, dass bei Alzheimer-Patienten die Reduktion des Glukosestoffwechsels auch mit einer Abnahme der Neurotransmitter, vor allem im parietalen und temporalen Bereich, gekoppelt ist (Abbildung 8 und 9). „Also eine recht elegante Me-

Differenzialdiagnose der Alzheimer-Demenz mittels Glukosestoffwechsel-PET

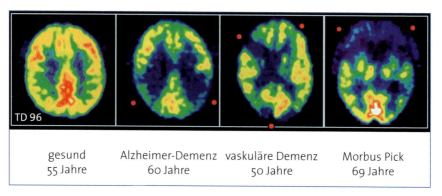

| gesund | Alzheimer-Demenz | vaskuläre Demenz | Morbus Pick |
| 55 Jahre | 60 Jahre | 50 Jahre | 69 Jahre |

Abbildung 7: In der typischen Verteilung der Gebiete mit einem pathologischen Glukosestoffwechsel erkennt man Unterschiede zwischen den verschiedenen Demenzformen.

thode, um bei der Frage des Neurotransmitter-Verlustes weiterzukommen", betonte Prof. Maurer.

Neben Acetylcholin sind aber auch andere Transmitter-Systeme bei der Alzheimer-Demenz beeinträchtigt. Auch diese lassen sich mit spezifischen PET-Verfahren darstellen.

Beeinträchtigungen im Serotonin-System erklären zum Beispiel die bei Alzheimer-Patienten häufigen depressiven Symptome, die aus klinischer Sicht die Differenzialdiagnose zu anderen depressiven Syndromen erschweren. Denn generell spielt die Reduktion des Serotoninstoffwechsels in der Entwicklung depressiver Erkrankungen eine wichtige Rolle. In einer Studie konnte gezeigt werden, dass es altersabhängig zu einer allgemeinen Reduktion von Serotonin-Rezeptoren im gesamten Neokortex und im limbischen

Signifikante Reduktion der Acetylcholinesterase-Aktivität bei Morbus Alzheimer

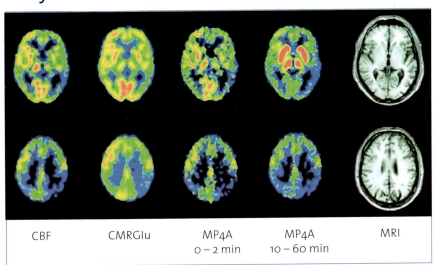

Abbildung 8: Im Vergleich zu den Normalbefunden (oben) machen die Untersuchungsbefunde bei Alzheimer-Patienten (unten) deutlich, dass die Reduktion des Glukosestoffwechsels im CMRGlu mit einer Abnahme der Neurotransmitter im MP4A gekoppelt ist.

aus: Herholz et al., J Neurol Transm (2000), 107

System kommt, was die allgemein höhere Prävalenz von endogenen Depressionen im Alter erklären könnte. Bei der Alzheimer-Demenz ist die Reduktion der Serotonin-Rezeptorendichte aber noch deutlich stärker ausgeprägt.

Auch die Bedeutung der Mikroglia in der Pathogenese der Alzheimer-Erkrankung konnte mit Hilfe eines spezifischen PET-Verfahrens bestätigt werden: Es gibt im Gehirn Bereiche, in denen bei Alzheimer-Patienten die Mikroglia in aktivierter Form vorliegt: Die Hauptlokalisationen hierfür sind Temporallappen, parietaler Assoziationskortex, entorhinaler Kortex sowie Amygdala – Gebiete also, die auch von anderen pathologischen Prozessen der Alzheimer-Demenz besonders betroffen sind. Die Mikroglia besteht aus Makrophagen, die sich normalerweise im Hirnparenchym befinden und in bestimmten Situationen aktiviert werden. Diese Aktivierung geht einher mit

In-vivo-Nachweis von aktivierter Mikroglia

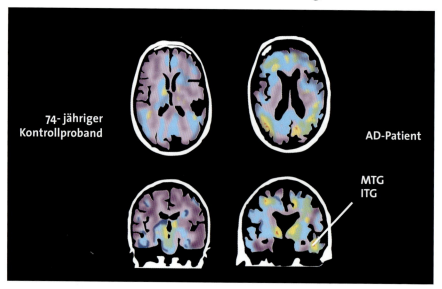

Abbildung 9: Mit der [^{10}C]-(R)-PK11195-PET kann man bei Alzheimer-Patienten (AD-Patient) eine Aktivierung der Mikroglia nachweisen – dies ist die Grundlage für immunologische Therapieansätze.

nach Cagnin et al., 2001

einer Vervielfachung des Stoffwechsels und des Energieumsatzes dieser Zellen sowie mit einer Produktion von zahlreichen Entzündungsmediatoren – dies ist letztlich die Grundlage für immunologische Ansätze in der Alzheimer-Therapie. Mit der [^{10}C](R)-PK11195-PET hat man mittlerweile die Möglichkeit, diese aktivierte Mikroglia in vivo nachzuweisen (Abbildung 9).

Für den Neurotransmitter Glutamin gibt es ebenfalls die Möglichkeit der spezifischen PET-Darstellung. Hierbei kann man natürlich auch Medikamenteneinflüsse darstellen, betonte Prof. Maurer: „Ich nehme an, dass dies auch für Kooperationsprojekte mit Cholinesterasehemmern und Memantine interessant ist."

Insgesamt gewinnt man mit den unterschiedlichen PET-Untersuchungen auch gute Einblicke in die Pathomechanis-

Gestörtes Uhrenzeichnen bei Alzheimer-Patienten

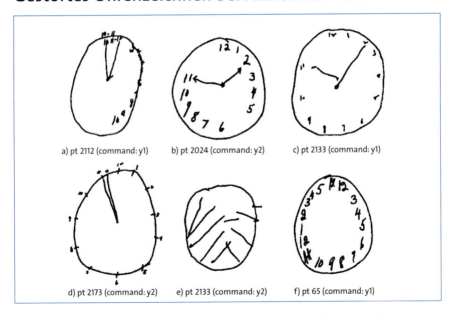

Abbildung 10: Anhand dieser Versuche von Alzheimer-Patienten, Uhren zu zeichnen, wird deutlich, dass die Alltagsfähigkeit des Uhrenlesens oft gestört ist.

men, die letztlich zur Alzheimer-Demenz führen, resümierte Maurer.

Dass man heutzutage tatsächlich kognitive Prozesse in bildgebenden Verfahren darstellen kann, machte Maurer am Beispiel des Uhrenlesens deutlich: Diese Alltagstätigkeit ist bei Alzheimer-Patienten erheblich gestört (Abbildung 10). „Diesem Phänomen haben wir uns gewidmet und gingen der Frage nach, warum Patienten mit Alzheimer-Demenz Uhren nicht lesen können, warum sie in diesen Dimensionen sozusagen nicht denken können", berich-

fMRT zeigt bei Alzheimer verminderte Aktivität während des Uhrenlesens

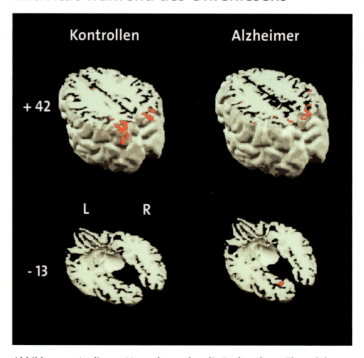

Abbildung 11: In diesem Versuch wurden die Probanden während des Uhrenlesens mittels fMRT untersucht. Die bei gesunden Kontrollpersonen gefundene Aktivität in der Parietalregion war bei Alzheimer-Patienten erheblich vermindert. nach Prvulovic et al., 2002

tete Prof. Maurer. Dazu wurden den Probanden mehrere Zifferblätter mit verschiedenen Zeigerstellungen gezeigt, und sie mussten angeben, bei welchen Darstellungen die Uhrenzeiger zehn Minuten (entsprechend einem Winkel von 60°) auseinander liegen. Während dieser visuell-räumlichen Verarbeitung wurde das kortikale Aktivierungsmuster mittels fMRT untersucht.

Das Ergebnis: Bei gesunden Kontrollen war in der Parietalregion eine deutliche Aktivität nachweisbar. Diese Aktivierung war bei Alzheimer-Patienten erheblich vermindert (Abbildung 11).

Fazit

„Wir haben jetzt die Möglichkeit, kognitive Prozesse aufzuzeichnen, wir müssen aber auch immer daran denken, dass alles miteinander gekoppelt ist – Kognition, Emotion und Bewegung." Letztlich kann aber mit modernen bildgebenden Verfahren ein Einblick in kognitive Prozesse im Gehirn gewonnen werden – man kann also nach Einschätzung von Prof. Maurer tatsächlich sagen, dass man heutzutage dem „Gehirn beim Denken" zusehen kann.

Labor-Diagnostik

Welche Möglichkeiten gibt es für die Frühdiagnose?

PROFESSOR DR. MED. JENS WILTFANG

Bei der Alzheimer-Demenz sollten medikamentöse Therapien möglichst früh einsetzen, um einen weiteren Funktionsverlust zu verhindern. Dies macht allerdings eine verbesserte Früh- und Differenzialdiagnostik erforderlich. Deshalb wird derzeit eine neurochemische Positivdiagnostik der Alzheimer-Demenz, basierend auf biologischen Markern im Liquor cerebrospinalis, entwickelt. Mittlerweile ist durch die kombinierte Erfassung mehrerer Demenzmarker mit ausreichend guter Sensitivität die Abgrenzung der Alzheimer-Demenz von nichtdemenziellen Erkrankungen möglich. Auch die Abgrenzung von anderen demenziellen Erkrankungen erscheint möglich, hier sind aber weitere Forschungsanstrengungen erforderlich.

„Time is brain" – mit diesem Leitsatz brachte Professor Dr. med. Jens Wiltfang, Klinik für Psychiatrie und Psychotherapie, Universität Erlangen-Nürnberg, die Ziele einer zeitgemäßen Betreuung von Alzheimer-Patienten auf den Punkt. Dies bedeutet auch eine verbesserte Frühdiagnostik der Demenzerkrankung. Deshalb wurde in den letzten Jahren auch intensiv nach spezifischen neurochemischen Demenzmarkern gesucht. Die inzwischen identifizierten Marker sind eng mit der Pathophysiologie der Alzheimer-Demenz verknüpft, die pathophysiologisch als Protein- und Peptidfaltungskrankheit aufgefasst werden kann.

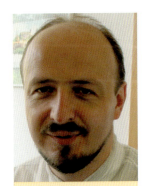

Prof. Dr. med. Jens Wiltfang

Unter den pathologisch veränderten Proteinen ist insbesondere das so genannte Tau-Protein von Bedeutung. Tau ist ein Mikrotubulus-assoziiertes Protein (MAP), das im Körper für die Stabilisation des Mikrotubulus und für den Transport von Substanzen entlang des Mikrotubulus zuständig ist.

Im Rahmen der Alzheimer-Erkrankung kommt es zu einer überschießenden Phosphorylierung des Tau-Proteins. Das so veränderte Tau kann dann weniger gut den Mikrotubulus stabilisieren, was zu Störungen des axonalen Transportes führt (Abbildung 12).

Die β-Amyloidpeptide (Aβ-Peptide) sind auch bei Gesunden vorhandene Stoffe, wobei physiologisch ein rascher Umsatz mit einer Halbwertszeit von drei bis vier Stunden stattfindet. Die Liquorkonzentration der Aβ-Peptide liegt im unteren Nanogramm-/Milliliterbereich. Sie entstehen über den proteolytischen Abbau des β-Amyloidvorläuferproteins. Die bekann-

Struktur und Funktion des Tau-Proteins

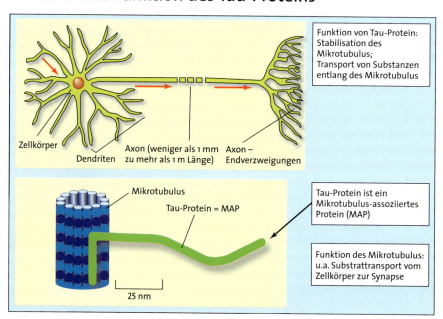

Abbildung 12: Physiologisch ist das Tau-Protein für die Stabilisation des Mikrotubulus und für den Substrattransport entlang des Mikrotubulus zuständig.

testen Vertreter sind Aβ1-42 und Aβ1-40. Alle Aβ-Peptide verfügen über einen hydrophilen und einen hydrophoben Pol.

Die Aggregationsneigung der Aβ-Peptide steigt mit der Zunahme der Länge des hydrophoben Endes und mit der Verkürzung des hydrophilen Amino-terminalen Anfangs. So ist zum Beispiel bei Aβ1-42 der hydrophobe Pol nur um zwei Aminosäuren verlängert, dies führt aber zu einer massiven Zunahme der Aggregationsneigung, und die Löslichkeit von Aβ1-42 ist 100fach geringer als die von Aβ1-40. Besonders gefährlich sind aber Fragmente, die sowohl am hydrophilen Pol verkürzt als auch am hydrophoben Pol verlängert sind – zum Beispiel das Fragment Aβ2-42. Fazit: Die Aβ-Protein-Derivate lagern sich leicht aneinander, d.h. es besteht eine hohe Aggregationsneigung. Diese Aggregate sind toxisch für Neurone.

Klinische Suche nach Demenzmarkern

In einer internationalen Multizenterstudie[1], an der zehn Universitätskliniken in Europa und den USA beteiligt waren, wurden bei 413 Patienten mit unterschiedlichen ZNS-Erkrankungen – darunter 150 Patienten mit einer Alzheimer-Demenz (AD) – das Gesamt-Tau sowie Aβ1-42 im lumbalen Liquor gemessen. Zusätzlich fand auch eine ApoE-Genotypisierung statt, denn ApoE ist ein bekannter Risikofaktor für eine Alzheimer-Demenz: Je mehr e4-Allele vorhanden sind, desto geringer ist die Konzentration von Aβ1-42, unabhängig davon, ob eine Alzheimer-Demenz vorliegt.

Die Messung der beiden Demenz-Marker ermöglichte eine gute Abgrenzung gegenüber anderen nichtdemenziellen ZNS-Erkrankungen, aber eine nach den Worten von Prof. Wiltfang „enttäuschend geringe" Spezifität von 58 % in der Abgrenzung von Alzheimer-Demenz zu anderen demenziellen Erkrankungen.

In der Abgrenzung gegenüber nichtdemenziellen Erkrankungen konnte dagegen auch eine hohe Spezifität von 86 % erzielt werden. Dies liegt daran, dass bei diesen Erkrankungen eben keine neuronale Schädigung abläuft und das psychoneurologische Defizit weitgehend reversibel ist, wenn die Therapie greift. Insgesamt lassen sich bereits mit diesen beiden Markern reversible und irreversible Demenzformen sehr gut abgrenzen, so das Fazit von Prof. Wiltfang: „Doch die Differenzierung innerhalb der progressiven Demenzerkrankungen ist hiermit noch viel zu gering."

Phospho-Tau199 als aussagekräftigster Einzelmarker

Auf der Suche nach einer weiteren Differenzierungsmöglichkeit innerhalb der primär-progressiven Demenzerkrankungen wurde eine weitere internationale Multizenterstudie[2] mit 570 Patienten – davon 236 mit Alzheimer-Demenz – durchgeführt. Hier wurde neben dem Gesamt-Tau das an Position 199 phosphorylierte Tau (Phospho-Tau199) gemessen.

In dieser Studie wurde deutlich, dass Gesamt-Tau ein unspezifischer Marker für eine neuronale Degeneration ist: So lagen zum Beispiel bei den zehn Patienten mit Creutzfeld-Jakob-Krankheit die Werte von Gesamt-Tau um ein Vielfaches höher als bei Patienten mit anderen Demenzerkrankungen. Phospho-Tau199 war bei diesen Patienten nicht erhöht, wohingegen dieser Wert bei den Patienten mit Alzheimer-Demenz signifikant erhöht war. Über Phospho-Tau199 war insgesamt eine deutlich bessere Abgrenzung der Alzheimer-Demenz von anderen Demenzformen möglich.

> „Jede größere Studie, die Ihnen Spezifitäten von knapp 100 % vorgaukelt, ist mit Skepsis zu betrachten."
>
> Prof. Dr. Jens Wiltfang

Bezüglich der Diagnostik der Alzheimer-Demenz hatte Gesamt-Tau in dieser Studie eine Sensitivität von 77,1 % und eine Spezifität von 77,6 %. Für Phospho-Tau199 lag die Sensitivität bei 85,2 % und die Spezifität bei 85,0 % – das sind derzeit die höchsten Werte für einen einzelnen bekannten Biomarker, betonte Prof. Wiltfang: „Man muss immer berücksichtigen, dass dies klinisch diagnostizierte Patienten sind. Und autopsiekontrollierte Studien zeigen übereinstimmend, dass selbst an spezialisierten gerontopsychiatrischen Zentren bei mittelschweren bis schweren Demenzen maximal eine diagnostische Genauigkeit von etwa

90 % erreicht wird. Das heißt: Sie müssen bei solchen Studien mit mindestens 10 % Falschdiagnosen rechnen und können eigentlich keine Spezifität über 90 % erzielen. Jede größere Studie mit Einschluss einer ausreichend höheren Anzahl anderer Demenzerkrankungen, die Ihnen Spezifitäten von knapp 100 % vorgaukelt, ist mit Skepsis zu betrachten."

Mix aus verschiedenen Markern verbessert Differenzialdiagnose

In einer kleineren Pilotstudie[3] wurde untersucht, ob es vorteilhaft sein könnte, das Verhältnis verschiedener neuroche-

Differenzialdiagnose mit zwei Markern relativ zuverlässig möglich

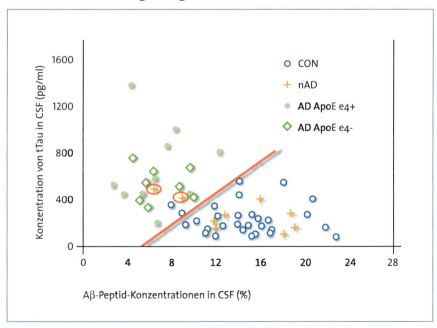

Abbildung 13: Bei Betrachtung der Relation zwischen Aβ-Amyloidpeptiden und der Konzentration an Gesamt-Tau ließen sich in dieser Pilotstudie Alzheimer-Patienten relativ zuverlässig von denen mit Non-Alzheimer-Demenz abgrenzen (rote Linie).

mischer Marker zu bestimmen. Untersucht wurden 22 Patienten mit Alzheimer-Demenz, 11 Patienten mit Nicht-Alzheimer-Demenz sowie als Kontrollgruppe 35 Patienten mit nichtdemenziellen neuropsychiatrischen Erkrankungen. In der Tat erwies sich das Verhältnis Aβ42/Aβ40 als aussagekräftiger als der alleinige Aβ42-Wert. Das Gesamt-Tau war bei Patienten mit Alzheimer-Demenz im Vergleich zur Kontrollgruppe wie auch im Vergleich zu den Patienten mit Nicht-Alzheimer-Demenz erhöht. Bei Berücksichtigung beider Parameter – Relation zwischen Aβ-Amyloidpeptiden einerseits und Konzentration von Gesamt-Tau andererseits – ließen sich die Alzheimer-Patienten auffallend zuverlässig von den Patienten der Kontrollgruppe und denen mit Non-Alzheimer-Demenz abgrenzen (Abbildung 13): Lediglich vier Patienten dieser beiden Gruppen lagen mit ihrer Relation im Bereich der Patienten mit einer Alzheimer-Demenz. Keiner der Alzheimer-Patienten lag mit seiner Relation unterhalb des als Grenze ermittelten Bereichs.

Positivdiagnostik der Alzheimer-Demenz ist möglich

Zusammenfassend lässt sich aus heutiger Sicht zur Liquordiagnostik der Alzheimer-Demenz feststellen:
- Es besteht eine inverse Korrelation zwischen der Gendosis an ApoE e4 und der Konzentration von Aβ1-42 im Liquor, und zwar unabhängig vom Vorliegen einer Alzheimer-Demenz.
- Der Quotient Aβ1-42/Aβ1-40 bietet wahrscheinlich eine höhere diagnostische Spezifität im Vergleich zur alleinigen Bestimmung von Aβ1-42.
- Die kombinierte Erfassung von Demenzmarkern ermöglicht eine gute Differenzierung zwischen primär-progressiven Demenzerkrankungen und prinzipiell reversiblen demenziellen Syndromen, wie zum Beispiel der depressiven Pseudodemenz.

- Durch die Bestimmung von Phospho-Tau kann im Vergleich zu Gesamt-Tau die Differenzierung innerhalb der progressiv-demenziellen Erkrankungen verbessert werden.

Fazit

Die Alzheimer-Demenz muss heute keine reine Ausschlussdiagnose sein. Die neurochemische Positivdiagnostik der Alzheimer-Demenz basierend auf biologischen Liquor-Markern ist heute durchaus möglich.

Literatur

[1] *Hulstaert F, Blennow K, Ivanoiu A, Schoonderwaldt HC, Riemenschneider M, De Deyn PP, Bancher C, Cras P, Wiltfang J, Mehta PD, Iqbal K, Pottel H, Vanmechelen E, Vanderstichele H (1999): Improved discrimination of AD patients using beta-amyloid(1-42) and tau levels in CSF. Neurology 52: 1555-62*

[2] *Itoh N, Arai H, Urakami K, Ishiguro K, Ohno H, Hampel H, Buerger K, Wiltfang J, Otto M, Kretzschmar H, Moeller HJ, Imagawa M, Kohno H, Nakashima K, Kuzuhara S, Sasaki H, Imahori K (2001): Large-Scale, Multicenter Study of Cerebrospinal Fluid Tau Protein Phosphorylated at Serine 199 for the Antemortem Diagnosis of Alzheimer´s Disease. Annals of Neurology 50: 150-156.*

[3] *Lewczuk P, Esselmann H, Otto M, Maler JM, Henkel A, Henkel K, Eikenberg O, Antz C, Krause WR, Reulbach U, Kornhuber J, Wiltfang J (2003), Neurochemical Diagnosis of Alzheimer´s dementia by Ab42, Ab42/Ab40 ratio and total tau.Neurobiology of Aging, im Druck*

Ziel nichtmedikamentöser Therapieformen
Kognitive Fähigkeiten positiv beeinflussen

PRIVATDOZENT DR. MED. ELMAR GRÄSSEL

Vorrangiges Ziel der nichtmedikamentösen Therapie ist es, die Symptomatik demenzieller Erkrankungen günstig zu beeinflussen und verbliebene Fähigkeiten des Erkrankten zu stärken – entweder durch eine gezielte Ausrichtung des therapeutischen Vorgehens auf bestimmte Demenzsymptome oder durch indirekte Beeinflussung. Es handelt sich hier also um eine rein symptomatische Therapie. Meist fehlt bei nichtmedikamentösen Therapieformen der Wirksamkeitsnachweis auf der Ebene kontrollierter randomisierter Studien, und ihr potenzieller Nutzen wird aus Studien ohne Kontrollgruppe abgeleitet. Bei den am besten untersuchten Verfahren – Musik- und Milieutherapie – lassen sich durch neuere Studien Hinweise auf eine spezifische Wirksamkeit feststellen.

Unter nichtmedikamentösen Therapieverfahren werden alle mehr oder weniger gezielten Hilfemaßnahmen zur nichtmedikamentösen Beeinflussung demenzieller Symptome zusammengefasst, erläuterte Privatdozent Dr. Elmar Gräßel, Psychiatrische Klinik der Universität Erlangen-Nürnberg. Das Spektrum reicht von unimodalen Verfahren wie Musik-, Kunst-, Bewegungs- und Erinnerungstherapie sowie Gedächtnistraining über multimodale Konzepte wie Realitäts-Orientierungs-Training, Validation und Selbsterhaltungstherapie hin zu allgemeinen Therapieprinzipien wie Verhaltens- und Milieutherapie, die auf spezifische Demenzsituationen angepasst werden.

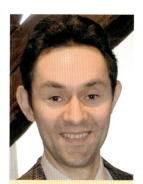

Privatdozent Dr. med. Elmar Gräßel

Nichtmedikamentöse Therapieverfahren bei Demenzen

Einzelverfahren
- Musiktherapie
- Kunsttherapie
- Bewegungstherapie
- Erinnerungstherapie
- Gedächtnistraining

Multimodale Konzepte
- Realitäts-Orientierungs-Training
- Validation
- Selbsterhaltungs-Therapie

Allgemeine Therapieprinzipien
- Verhaltenstherapie
- Milieutherapie
- Schulung des Pflegepersonals bzw. der Angehörigen

Tabelle 1

Generell bieten Demenzsyndrome eine Vielzahl kognitiver, emotionaler und verhaltensbezogener Auffälligkeiten – und damit auch eine Vielzahl potenzieller Ansatzpunkte für Hilfemaßnahmen. Im Moment ist bei progredienten Demenzen eine zunehmende Einschränkung der spontanen Aktivitäts- und Ausdrucksmöglichkeiten kaum aufzuhalten. „Da wir also langfristig den Krankheitsprozess nicht stoppen können, stellt sich die Herausforderung, helfend tätig zu werden – und nichtmedikamentöse Therapieverfahren sind in erster Linie stützende und helfende Verfahren", betonte Dr. Gräßel.

Dazu bieten sich bei der Alzheimer-Demenz, die nicht nur mit kognitiven, sondern auch mit emotionalen und Verhaltensveränderungen assoziiert ist, viele Ansatzpunkte. Hinzu kommt, dass Patienten mit Alzheimer-Demenz mit Fortschreiten des Krankheitsprozesses immer inaktiver werden – auch dem lässt sich durch nichtmedikamentöse Verfahren gegensteuern.

Limitiert wird der Einsatz der nichtmedikamentösen Verfahren durch den Personalbedarf und die damit zusammenhängenden Kosten. „Deswegen müssen wir uns konkret fragen, was wir über die Wirksamkeit wissen", betonte Dr. Gräßel. Für einzelne Verfahren liegen tatsächlich Untersuchungsergebnisse zur Wirksamkeit vor – dazu zählt zum Beispiel die Musiktherapie.

Musiktherapie

Hier gibt es sehr unterschiedliche Ansatzpunkte. Das Spektrum reicht von musikalischer Improvisation, die noch kreative Fähigkeiten erfordert, über das Singen vertrauter Lieder, mit dem das Langzeitgedächtnis aktiviert wird, bis zum schlichten Anhören von Musik.

In einer Metaanalyse von Koger et al. aus dem Jahre 1999 wurde der Einfluss der Musiktherapie auf demenzielle Symptome untersucht. Insgesamt wurde bei der Auswertung von 21 empirischen Studien eine signifikante Besserung gefunden: Insbesondere bei Unruhe ergab sich eine Besserung. Bei eher apathischen Patienten nahm die Fähigkeit, Kontakte zu anderen Bewohnern ihrer Pflegeeinrichtung aufzunehmen, zu. Bei depressiven Patienten besserte sich die Stimmungslage. Es gibt leider laut diesen Autoren weltweit keine einzige recherchierbare randomisierte Studie, die eine Vergleichsgruppe aufzuweisen hätte, bemängelte Dr. Gräßel.

Kunsttherapie

Bei der Auswahl von nichtmedikamentösen Therapieverfahren gilt es grundsätzlich, an individuelle Vorlieben und Stärken anzuknüpfen. „Es macht keinen Sinn, einem Patienten, der sein Leben lang ungern einen Stift in die Hand genommen hat, eine Kunsttherapie angedeihen lassen zu wollen", betonte Dr. Gräßel. Man sollte sich also bei jedem Patienten individuell die Frage stellen, was aus dem Langzeitgedächtnis sinnvoll aktivierbar ist, um es dann in ein therapeutisches Setting einfließen zu lassen.

Gerade bei der Kunsttherapie gibt es „interessante Einzelbelege", so Dr. Gräßel weiter. Als Beispiel erinnerte er an den bekannten deutschen Werbegrafiker Carolus Horn (1921-1992). Auf Grund seiner Lebensgeschichte hatte er sozusagen den „inneren Antrieb" zum Malen und Zeichnen gehabt. Während seiner sechsjährigen Erkrankungszeit hat man ihm dazu auch aktiv die Möglichkeit geschaffen. Die Ehefrau hat später über die positiven Einflüsse dieses Ansatzes berichtet: „… und dann, während seiner Krankheit hat ihm seine Leidenschaft fürs Malen und Zeichnen das traurige Dahinvegetieren erspart und mir die Pflege ungemein erleichtert." Dieses Beispiel zeigt nach Einschätzung von Dr. Gräßel, dass sich bei nichtmedikamentösen Therapieansätzen Verbesserungen nicht nur für die Patienten, sondern auch für ihr soziales Umfeld ergeben.

Gedächtnistraining

Bei der Alzheimer-Erkrankung gilt es insbesondere, das Kurzzeitgedächtnis zu verbessern oder zu erhalten. Schon lange wurde vermutet, dass sich das Gedächtnis durch entsprechende Übungen trainieren lässt. Mittlerweile gibt es, wie Dr. Gräßel berichtete, dazu interessante Studienergebnisse.

In zwei kontrollierten Studien wurden die Patienten genau eingestuft und randomisiert auf Interventions- und Kontrollgruppe verteilt. In der ersten Studie, die von Ermini-Fünfschilling und Meier im Jahre 1995 veröffentlicht wurde, blieb bei Patienten mit einer leichten Alzheimer-Demenz die Gedächtnisfunktion und der MMSE-Wert im Trainingszeitraum von einem Jahr auf dem gleichen Niveau, während in der Kontrollgruppe (ohne Gedächtnistraining) eine signifikante Verschlechterung festzustellen war.

In einer zweiten Studie untersuchte die gleiche Arbeitsgruppe anschließend die Wirksamkeit eines „kognitiven

Kompetenztrainings" mit Übungen zu Konzentrations-, Gedächtnis-, Sprach- und Rechenfähigkeit sowie zu Bewältigungsstrategien. Das Training wurde also um einen psychotherapeutischen Aspekt ergänzt. In dieser Untersuchung konnte bei Demenzpatienten im Anfangsstadium kein signifikanter Unterschied zur Kontrollgruppe festgestellt werden (Meier et al., 1996). „Das Endergebnis: Wir brauchen weitere Studien, um klar sagen zu können, was ein Gedächtnistraining in welchen Stadien der Alzheimer-Erkrankung bringt."

Offenbar besteht bei einem Gedächtnistraining auch ein gewisses „Risiko unerwünschter Wirkungen", indem das Erleben der eigenen Defizite verstärkt wird, was zu Frustration, depressiven Reaktionen und sozialem Rückzug führen kann.

Eine interessante Frage wäre für Dr. Gräßel, ob vielleicht die Kombination aus medikamentöser und nichtmedikamentöser Therapie den Gedächtnisleistungsabfall stärker abbremsen kann als die medikamentöse Therapie alleine. Dies ist aber offenbar bisher nicht in kontrollierten Studien untersucht worden.

Milieutherapie

Zur Definition der Milieutherapie zitierte Dr. Gräßel die Autoren Woynar und Gutzmann (1996): „Mit Milieutherapie wird ein bewusstes therapeutisches Handeln bezeichnet, das sich auf eine Konzeption zur Anpassung der materiellen und sozialen Umwelt an die krankheitsbedingten Veränderungen der Wahrnehmung, des Empfindens, des Erlebens und der Kompetenzen der Demenzkranken stützt." Das Ziel ist es, die Defizite möglichst nicht wirksam werden zu lassen und die verbliebenen Ressourcen zu stärken. Für milieutherapeutische Maßnahmen gibt es, wie Dr. Gräßel erläuterte, drei Möglichkeiten:
1. globale Milieuunterschiede,
2. umschriebene milieutherapeutische Einzelverfahren,
3. Milieuveränderungen im Detail.
Die damit verbundenen Möglichkeiten machte Dr. Gräßel am Beispiel des Gradmann-Hauses in Stuttgart deutlich: Be-

reits bei der Gebäudestruktur, die unter „globale Milieuunterschiede" fällt, wurden die Bedürfnisse von Demenzpatienten berücksichtigt: So gibt es keine langen Flure, stattdessen eine helle, kreisförmige Wandelhalle. Ein großer, einladend gestalteter Ess- und Aufenthaltsraum bietet zudem die Möglichkeit zu sozialen Kontakten. Nach den Erfahrungen aus dem Gradmann-Haus lassen sich drei „Bedürfnisprofile" unterscheiden:

- „Wanderer", die oft in Bewegung sind und wenig Kontakt suchen,
- „Kontaktsuchende", die unterschiedlich oft in Bewegung sind, primär aber nach Sozialkontakten suchen, und
- „Apathische", die weder Bewegung noch Kontakt suchen – diese profitieren auch nicht von einer solchen Milieutherapie.

Doch etwa die Hälfte der Demenzerkrankten profitiert, so die Erfahrungen im Gradmann-Haus.

Unter sensorischer Stimulation versteht man die Ermöglichung von Sinneserfahrungen im optischen, taktilen und akustischen Bereich, sozusagen „einen Sinnesraum schaffen für Erlebnisse", erläuterte Dr. Gräßel. Kontrollierte Studien liegen dazu leider nicht vor. In vier Fallstudien berichteten Spaull et al. (1998), dass bei hochbetagten (77 bis 84 Jahre) hospitalisierten männlichen Demenzpatienten vermehrte soziale Interaktionen nach solchen „Therapiesitzungen" stattgefunden hatten. Das subjektive Wohlbefinden hatte sich allerdings nicht verändert.

Zur Schaffung subjektiver Barrieren gegen Weglauf-Tendenz liegen dokumentierte Erfahrungsberichte vor. Mayer und Darby (1991) untersuchten die Wirkung einer verspiegelten Ausgangstür. Eine Verspiegelung wird von Demenzerkrankten als optische Barriere wahrgenommen. Hewawasam berichtete 1996 seine Erfahrungen mit optischen Streifenmustern vor der Ausgangstüre, die offenbar ebenfalls als Hindernis wahrgenommen wurden. Beide Maßnahmen führten etwa zu einer Halbierung der Kontakte mit der Ausgangstür. Allerdings gab es auch Patienten, die sich durch diese Maßnahmen nicht haben „beeindrucken lassen".

Fazit

Es gibt Studienbeobachtungen, dass emotionale Störungen wie Depression, aber auch Verhaltensauffälligkeiten wie Unruhe und Umherwandern durch gezielte nichtmedikamentöse Therapiemaßnahmen gebessert werden können. Unter Berücksichtigung individueller Vorlieben und Abneigungen ist eine Besserung des emotionalen Befindens und eine positive Beeinflussung von Verhaltensauffälligkeiten möglich. Klar ist aber auch, dass solche Maßnahmen nicht länger wirken, als sie angewendet werden.

Doch man sollte nichtmedikamentöse Verfahren ernst nehmen und in kontrollierten randomisierten Studien mit ausreichender Stichprobengröße überprüfen, forderte Dr. Gräßel. Und: „Was einigermaßen gesichert ist, sollte natürlich auch umgesetzt werden – und da braucht es sehr viel Überzeugungsarbeit". Fazit von Dr. Gräßel: „Die Kombination aus medikamentösen und nichtmedikamentösen Verfahren könnte eine Effizienzsteigerung bringen."

Memantine bei Alzheimer-Demenz
So kann optimal therapiert werden

PROFESSOR DR. MED. JOHANNES KORNHUBER
PROFESSOR DR. MED. JENS WILTFANG

Bei der Alzheimer-Erkrankung sind neben dem cholinergen System auch verschiedene andere Neurotransmittersysteme beeinträchtigt. Außer der Gabe von Cholinergika können daher noch weitere Therapieansätze sinnvoll sein. Der für die Behandlung der mittelschweren und schweren Alzheimer-Demenz zugelassene NMDA-Rezeptorantagonist Memantine moduliert die glutamaterge Neurotransmission. Memantine optimiert das Signal-zu-Rausch-Verhältnis und entfaltet klinisch einen symptomatischen Effekt. Zusätzlich wirkt Memantine in präklinischen Modellen neuroprotektiv, so dass für den Menschen zumindest die Option einer Neuroprotektion gegeben ist. Auf Grund der unterschiedlichen Wirkungsmechanismen können Cholinergika und Memantine sinnvoll kombiniert werden.

Bei der Demenz gehen sowohl Nervenzellen wie auch die Verbindungen zwischen Nervenzellen zu Grunde. Davon ist, wie man heute weiß, nicht nur das cholinerge Nervensystem betroffen, betonte Professor Dr. med. Johannes Kornhuber, Direktor der Klinik für Psychiatrie und Psychotherapie der Universität Erlangen-Nürnberg. So kann auch das glutamaterge Neurotransmittersystem beeinträchtigt sein.

Das cholinerge System degeneriert bei Alzheimer-Patienten. Deshalb ist eine pharmakologische Substitution durch Cholinergika bei Alzheimer-Patienten sinnvoll. Allerdings wirkt diese Therapie rein symptomatisch: In klinischen Studien hat sich

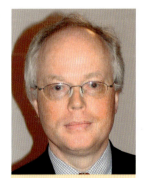

Prof. Dr. med. Johannes Kornhuber

gezeigt, dass nach Absetzen der cholinergen Therapie innerhalb kurzer Zeit der Vorteil gegenüber der Plazebogruppe verloren geht (Abbildung 14).

Bedeutung von Glutamat bei der Alzheimer-Demenz

Als neue Option steht die Therapie mit Memantine, die am glutamatergen System ansetzt, zur Verfügung. Glutamat ist der wichtigste erregende Neurotransmitter im Gehirn: Etwa ein Drittel aller Synapsen des ZNS sind glutamaterge Synapsen. Unter den Subtypen der Glutamat-Rezeptoren wiederum ist der NMDA(N-Methyl-D-Aspartat)-Rezeptor am wichtigsten. Er ist in der Zellmembran des postsynaptischen Neurons lokalisiert und im Ruhezustand durch ein Magnesi-

Symptomatische Therapie mit Cholinergika

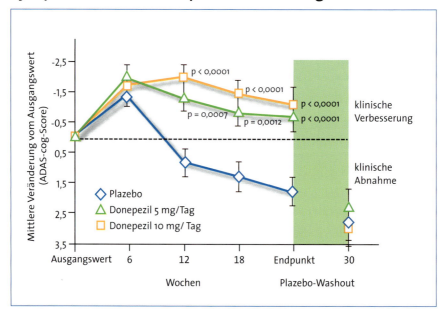

Abbildung 14: Die pharmakologische Substitution cholinerger Neurone mit Donepezil führte bei Alzheimer-Patienten zu einer signifikanten Besserung der Kognition, die allerdings nach Absetzen wieder vollständig verschwand. *Rogers et al., 1998*

umion (Mg^{2+}) blockiert. Bei Aktivierung wird der Magnesiumblock aufgehoben, so dass Kalziumionen (Ca^{2+}) einströmen können (Abbildung 15). Für diese Aktivierung müssen zwei Voraussetzungen erfüllt sein: Erstens muss Glutamat an den Rezeptor binden, und zweitens muss die Zellmembran bereits durch andere Einflüsse aktiviert sein. Diese doppelte Kontrolle ist biologisch betrachtet sinnvoll, weil Kalzium potenziell toxisch ist.

Glutamat ist einerseits als exzitatorischer Neurotransmitter wichtig für Lernen und Gedächtnis. „Aber die andere Seite der Medaille: Glutamat ist auch das wichtigste Neurotoxin, das wir mit uns herumtragen", so Prof. Kornhuber weiter. So ist Glutamat auch in verschiedene Formen des Zelluntergangs involviert. Bei Energiemangel

Funktion des glutamatergen NMDA-Rezeptors

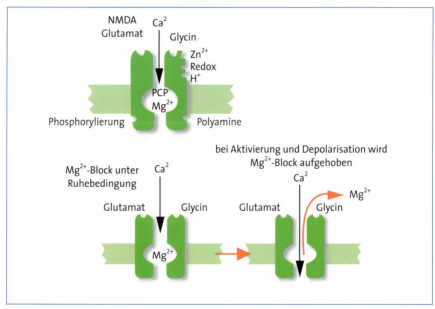

Abbildung 15: Im Ruhezustand ist der NMDA-Rezeptor durch ein Magnesiumion blockiert. Bei Aktivierung wird der Magnesiumblock aufgehoben, so dass Kalziumionen einströmen können.

> **Neuroprotektion durch Memantine – nur bei fortgeschrittener Alzheimer-Demenz?**
>
> Präklinische Daten sprechen dafür, dass die neuroprotektiven Eigenschaften von Memantine nicht nur beim Morbus Alzheimer, sondern auch bei anderen neurodegenerativen Erkrankungen hilfreich sein könnten. Auf Grund des Wirkungsmechanismus muss man annehmen, dass jegliche Form von chronischem Nervenzelluntergang im glutamatergen System durch diesen Therapieansatz gebessert werden kann, betonte Prof. Kornhuber. Entsprechende klinische Studienergebnisse stehen zwar derzeit noch aus, doch es sind bereits auch bei anderen neurologischen Erkrankungen entsprechende Untersuchungen im Gange. Als Beispiele nannte Prof. Kornhuber die Neurodegeneration beim Glaukom oder auch die Makuladegeneration. Derzeit wird auch der Einsatz bei Patienten mit leicht- bis mittelgradiger Alzheimer-Demenz geprüft.

kommt es zu einer tonischen Glutamatfreisetzung und zu einem reduzierten Membranpotenzial – denn die Aufrechterhaltung des Membranpotenzials ist ein energieabhängiger Prozess. „Das sind genau die beiden Voraussetzungen, die für die Aktivierung des NMDA-Rezeptors erforderlich sind", betonte Prof. Kornhuber. Das Problem ist, dass es im Rahmen eines solchen Energiemangels zu einer Dauerdepolarisation kommt und nicht zu einer kurzen Depolarisation wie unter physiologischen Bedingungen. Intrazellulär führt der massive Einfluss der Kalziumionen zur überschießenden Aktivierung verschiedener kataboler Enzyme und dadurch letztlich zum Zelltod. Dies ist nach den Worten von Prof. Kornhuber die „gemeinsame Endstrecke aller Formen von neuronalem Zelltod", wie er nicht nur bei der Alzheimer-Demenz, sondern auch bei anderen neurodegenerativen Erkrankungen auftritt.

Anhand dieser Grundlagen kann man auch die Bedeutung des glutamatergen Systems in der Pathophysiologie der Alzheimer-Demenz ableiten: Hier kommt es zunächst unter der

Einwirkung verschiedener Faktoren zu einer lokalen Erhöhung der glutamatergen Transmission. Über die oben genannten Mechanismen führt dies in den betroffenen Arealen zum Zellverlust und zur Diskonnektion der Neurone, was letztlich insgesamt in einer reduzierten glutamatergen Signalübertragung resultiert.

Konsequenzen für die Therapie

An diesen Erkenntnissen zur biologischen Bedeutung von Glutamat wird aber auch die Chance in der therapeutischen Intervention deutlich, erläuterte Prof. Kornhuber: „Glutamat ist also ein für die Langzeitpotenzierung wichtiger physiologischer Neurotransmitter. Auf der anderen Seite ist es aber auch ein Neurotoxin." Glutamat-Antagonisten würden zwar die Neurotoxizität verhindern, aber auch die für Lernen und

Verbesserung des Signal-zu-Rausch-Verhältnisses

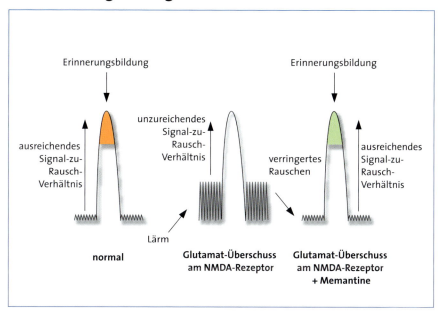

Abbildung 16: Mit Memantine wird die Überexzitation am NMDA-Rezeptor gemindert, ohne dass die normale glutamaterge Neurotransmission blockiert würde.

Gedächtnisfunktionen wichtige Langzeitpotenzierung. Mit Glutamat-Agonisten könnte man diese physiologischen Vorgänge verbessern, dafür aber auch die Zelltoxizität und den Zelluntergang verstärken. Ein Ausweg aus diesem therapeutischen Dilemma ist nur möglich, wenn man einerseits den exzitotoxischen Zellschaden verhindert, ohne die physiologische Neurotransmission an glutamatergen Synapsen zu hemmen.

Genau dies ist mit dem NMDA-Rezeptorantagonisten Memantine möglich, betonte Prof. Kornhuber. Das Wirkprinzip: Memantine ersetzt Magnesium im Ionenkanal des NMDA-Rezeptors, wobei es im Vergleich zu Magnesium eine stabilere, aber reversible Bindung eingeht. In elektrophysiologischen Untersuchungen und Bindungsstudien konnte gezeigt werden, dass mit dieser mittelaffinen Substanz, die rasch wieder von ihrer Bindungsstelle dissoziiert, die Überexzitation gemindert werden kann, ohne dass die normale glutamaterge Neurotransmission blockiert wird. In diesem Fall ist es also wünschenswert, dass die Substanz nicht hochaffin ist, denn dies würde die physiologische Signalübertragung zu sehr beeinträchtigen. Auf Grund der moderaten und rasch reversiblen Hemmung des NMDA-Rezeptors trägt Memantine somit einerseits zu einem verbesserten Signal-zu-Rausch-Verhältnis bei und kann durch die Hemmung andererseits auch neuroprotektiv wirken.

Therapeutischer Benefit

Anhand dieser Wirkung wird auch das Potenzial von Memantine bei Morbus Alzheimer deutlich: Denn bei der Alzheimer-Demenz kommt es durch Energiemangel zu einer Überaktivierung infolge mangelnder Repolarisation – sozusagen zu einem erhöhten „Grundrauschen". Diese Überaktivierung kann man durch Memantine vermindern, so dass einerseits die Nervenzelldegeneration vermindert und andererseits die normale Signalübertragung verbessert wird (Abbildungen 16 und 17). Insofern entfaltet Memantine sowohl symptomatische als auch neuroprotektive Effekte.

Memantine ist seit Mitte 2002 in der EU zur Therapie der mittelschweren bis schweren Alzheimer-Demenz zugelassen. Die Entscheidungsgrundlage dieser Zulassung waren zwei plazebokontrollierte Doppelblindstudien (Tabelle 2). Die Therapie wird über vier Wochen aufdosiert (Memantine 5, 10, 15, 20 mg). Die Rate unerwünschter Wirkungen liegt im Plazebobereich. Da Memantine nicht über das Cytochrom-P450-System metabolisiert wird, ist auch das Risiko von Medikamenteninteraktionen gering.

Der Nutzen der Memantine-Therapie bei Alzheimer-Patienten wurde unter anderem in der Studie von Reisberg, B et al.[1] gezeigt. Insgesamt 252 Patienten erhielten über 28 Wochen Memantine in einer Dosierung von 20 mg/Tag oder Plazebo. Im SIB-Score, mit dem die kognitiven Fähigkeiten

Memantine als Antidementivum

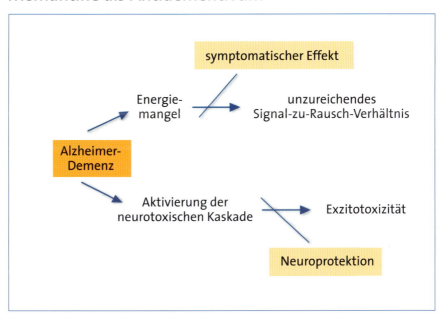

Abbildung 17: Durch die Verminderung der Überaktivierung am NMDA-Rezeptor entfaltet Memantine sowohl symptomatische als auch neuroprotektive Effekte.

Studien zur Alzheimer-Demenz

Patientenzahl	n = 166*	n = 252**
Diagnose	primäre Demenz Alzheimer-Demenz, vaskuläre Demenz, gemischte Typen	Alzheimer-Krankheit
Alter	60 bis 80 Jahre	≥ 50 Jahre
Mini-Mental-Status-Examination	< 10	3-14
Global Deterioration Scale	5-7	5-6
Dosis/Dauer	10 mg/Tag/ 12 Wochen	20 mg/Tag/ 28 Wochen
Wirksamkeits-Parameter	CGI-C, BGP (Untergruppe Pflegeabhängigkeit)	CIBIC-plus, ADCS-ADL severe SIB

* Winblad et al., 1999[2]; ** Reisberg et al., 2003[1]

Tabelle 2

bei höhergradigen Demenzen gemessen werden, zeigte sich für die Patienten der Memantine-Gruppe ein signifikant besserer Verlauf als in der Plazebogruppe: Während sich die Plazebogruppe von Anfang an kontinuierlich verschlechterte, konnte mit Memantine anfänglich sogar eine leichte Verbesserung erzielt werden. Zwar war auch hier langfristig eine Verschlechterung nicht aufzuhalten, doch der Vorteil gegenüber der Plazebogruppe blieb dennoch bis zum Studienende signifikant (p = 0,002) (Abbildung 18). Dieser Unterschied bestätigte sich auch in weiteren gemessenen Effektivitätsparametern.

Die Kombination mit Acetylcholinesterasehemmern (AChEH) ist möglich und auch sinnvoll, weil Memantine über einen anderen Mechanismus wirkt. Die Vorteile einer solchen Kombination wurden in einer US-Studie deutlich: Patienten, die sechs Monate lang mit Donepezil (5 oder 10 mg/Tag) behandelt worden waren, erhielten ab ihrer Randomisierung für weitere sechs Monate zusätzlich entweder Memantine (20 mg/Tag) oder Plazebo. Die Kombination mit Memantine führte im Vergleich zu Plazebo zu einer signifikanten Verbesserung kognitiver, funktionaler und globaler Leistungen.

Die Kombination des NMDA-Rezeptorantagonisten mit einem AChEH (Galantamin) wird auch im Rahmen des *Kompetenznetzes Demenzen* in Deutschland geprüft. Dieses vom Bundesministerium für Bildung und Forschung (BMBF) geförderte Projekt hat die Ziele, die Demenzdiagnostik auf einen wissenschaftlich geprüften und bundesweit einheitlichen Standard zu

Memantine bei Morbus Alzheimer

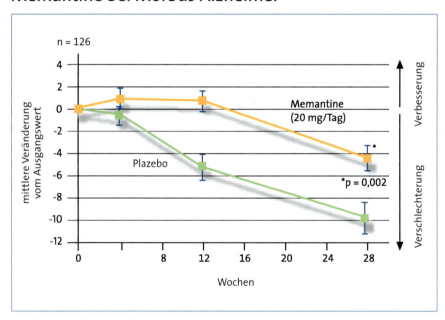

Abbildung 18: Während sich die Plazebogruppe von Anfang an kontinuierlich verschlechterte, konnte mit Memantine anfänglich sogar eine Verbesserung und langfristig ein signifikanter Vorteil erzielt werden. Reisberg et al., 2003

bringen und aktuelle Erkenntnisse in diesem Indikationsgebiet durch Öffentlichkeitsarbeit und Diskussionsforen praxisnah bekannt zu machen. „Diese Patienten sollen ja nicht nur diagnostiziert werden", betonte Prof. Kornhuber. Deshalb besteht im Rahmen des *Kompetenznetzes Demenzen* auch die Möglichkeit, an Therapiestudien teilzunehmen, in denen entweder nur ein Cholinesterasehemmer oder die Kombination mit Memantine gegeben wird.
Die erste klinische Studie untersucht Patienten mit leichten kognitiven Beeinträchtigungen (Mild Cognitive Impairment). Hierbei arbeiten 14 Gedächtnisambulanzen an deutschen Universitätskliniken mit regionalen Kliniken und niedergelassenen Ärzten zusammen, um zu untersuchen, ob die Kombination von Galantamin und Memantine den Beginn der Alzheimer-Demenz besser verzögern kann als eine Galantamin-Monotherapie oder Plazebo. Die ersten Patienten werden bei entsprechender Erkrankung seit kurzem in die zweijährige doppelblinde Therapiestudie aufgenommen.

---

[1] *Reisberg B et al., Memantine in moderate-to-severe Alzheimer's Disease NEJM 2003, 348, 1333-1342*

[2] *Winblad B and Poritis N, Benefit and Efficacy in severely demented patients during Treatment with Memantine (M-BEST-Study), Int. J. Geriat. Psychiatry 1999, 14, 135-146*

Künftige Entwicklungen in der Therapie
Wohin geht der Weg?

PROFESSOR DR. MED. CHRISTOPH HOCK

Die Bildung von toxischen Aβ-Peptiden und ihre zerebrale Ablagerung in Form von β-Amyloid, verbunden mit Neurodegeneration, sind zentrale Bestandteile der pathogenetischen Kaskade bei der Alzheimer-Demenz. In der Hemmung dieser Prozesse liegen auch die Ansätze für die Therapie. Ein wichtiger Fortschritt wäre es, nicht nur symptomatisch einzugreifen, sondern auch den Verlauf der Alzheimer-Erkrankung in Richtung Normalität zu modulieren.

Kernbestandteil der Alzheimer-Pathophysiologie ist das so genannte Aβ-Peptid, das unter der Einwirkung der β- und γ-Sekretase aus einem Vorläufer-Protein entsteht und zu Fibrillen aggregieren kann. „Diese Strukturen sind die toxischsten, die aggressivsten und gefährlichsten bei der Entstehung der Alzheimer-Demenz", betonte Professor Dr. med. Christoph Hock, Abteilung Psychiatrische Forschung der Universitätsklinik Zürich. Diese Fibrillen können sich weiter zu Amyloid-Plaques formieren.

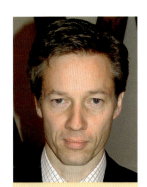

Prof. Dr. med. Christoph Hock

Die Toxizität der β-Peptide wurde in verschiedenen Modellen gezeigt. So wird in vitro durch die Zugabe von Aβ-Peptiden die Überlebensfähigkeit von Neuronen drastisch reduziert.

In der pathophysiologischen Kaskade, die letztlich in der Ablagerung von Amyloid im Gehirn resultiert, finden sich verschiedene mögliche therapeutische Ansätze (Abbildung 19). Wie Prof. Hock erläuterte, bestehen prinzipiell folgende Möglichkeiten der Amyloid-Reduktion:

- Sekretasemodulation, entweder über eine Aktivierung der α-Sekretase oder über eine Hemmung der β- und γ-Sekretase;

- Hemmung der Aggregation von Aβ-Peptiden zu β-Amyloid durch Aggregationshemmer, nach denen derzeit noch gesucht wird;
- Stimulierung der Amyloid-Clearance aus dem Gehirn, zum Beispiel über eine Aktivierung endogener Aβ-Peptidasen oder über eine Modulation der Gliazell-Aktivität;
- Schutz der Nervenzellen über eine NMDA-Modulation.

Leider befinden sich derzeit die meisten Ansätze immer noch in der präklinischen Erforschung. Als Tiermodell werden in der Regel transgene Mäuse mit genetisch determinierter Neigung zur Deposition von β-Amyloid verwendet.

„Alzheimer-Impfung" im Tiermodell erfolgreich

In einem solchen Mausmodell wurde auch die Möglichkeit der Impfung mit Aβ42 untersucht (siehe auch Beitrag auf Seite 23). Es konnte gezeigt werden, dass mit diesem Vorgehen die Bildung von Antikörpern gegen β-Amyloid induziert werden kann. Die so geimpften Mäuse waren anschließend in der Lage, die Amyloid-Ablagerungen im Gehirn zu beseitigen. „Das war ein sehr überraschender Befund", so Prof. Hock weiter. Deshalb wurde diese Therapieform weiter evaluiert und von verschiedenen Arbeitsgruppen reproduziert. Dabei hat man auch eine Verbesserung der Lernfähigkeit der geimpften Mäuse beobachtet.

Bei der Suche nach den zu Grunde liegenden Mechanismen hat man gesehen, dass wahrscheinlich die Bildung von Antikörpern für diese Wirkung verantwortlich ist, denn an den β-Amyloid-Plaques geimpfter Mäuse waren Antikörper vom Typ IgG nachweisbar. „Und das war wiederum eine Überraschung", betonte Prof. Hock, denn bisher ging man davon aus, dass die Blut-Hirn-Schranke für Antikörper kaum durchlässig ist. „Es ist nach wie vor nicht ganz klar, auf welchem Weg die Antikörper aus dem Blut ins Gehirn kommen."

In weiteren Experimenten wurde geprüft, ob die Antikörper auch tatsächlich an der Beseitigung von Amyloid beteiligt sind. Dazu wurden die durch eine solche Impfung induzierten Antikörper direkt auf die Kortex-Oberfläche der transgenen Mäuse aufgebracht. Drei Tage nach Applikation des Anti-Aβ-Antikörpers 10D5 waren 70 % der vorher vorhandenen Amyloid-Plaques im behandelten Areal verschwunden. Der Anti-Tau-Antikörper 16B5 führte dagegen nur zu einer Reduktion um 20 %. „Antikörper scheinen also eine Rolle zu spielen", resümierte Prof. Hock.

Mikroglia baut durch Antikörper markierte Amyloid-Plaques ab

Die Rolle der Mikroglia in der Pathogenese der Alzheimer-Demenz ist bisher schwer einzuordnen: Auf der einen Seite scheint eine überschießende Reaktion der Mikroglia zur Neurotoxizität beizutragen, auf der anderen Seite ist die Mikroglia offenbar auch in der Lage, Amyloid abzubauen. In den Tierexperimenten mit transgenen Mäusen wie auch in Zellkultur-Experimenten konnte gezeigt werden, dass Aβ-Antikörper die Phagozytoseaktivität der Mikroglia induzieren können und diese Zellen damit in die Lage versetzen, die Amyloid-Plaques abzubauen.

Die so gewonnene Modellvorstellung ging somit vom folgenden Mechanismus aus: Wenn man das aggregierte Aβ-Peptid als Impfstoff gibt, dann ist der Körper in der Lage, im Blut Antikörper gegen diese pathologischen Eiweißstrukturen zu bilden. Diese Antikörper können im Gehirn an die entsprechenden Plaques binden und dadurch die Zellen der Mikroglia zur Phagozytose dieser Plaques und zum Abbau veranlassen.

Auf Grund dieser Daten wurden erste klinische Studien der Phase I und II initiiert. Im Rahmen der Phase-II-Studie behandelte Prof. Hock in Zürich eine Gruppe von 30 Patienten. Die Ergebnisse werden derzeit ausgewertet. Bei den Züricher Patienten, die zwei Impfungen mit aggregiertem Aβ42-Protein oder Plazebo erhalten haben, wurde immunhistochemisch untersucht, ob die anschließend gewonnenen Seren und Liquorproben der Patienten entsprechende Antikörper enthalten, die mit den Amyloid-Plaques der transgenen Mäuse reagieren. Während bei den Patienten der Plazebogruppe keine wesentliche Reaktion nachweisbar war, fand sich bei den Immunseren der Verumpatienten eine „drastische Reaktion" mit den Amyloid-Plaques wie auch mit diffusen Aβ-Ablagerungen der Mäuse, berichtete Prof. Hock. „Das heißt: Diese Patienten haben im Serum ein Repertoire an Antikörpern gegen Alzheimer-Plaques entwickelt." Diese Antikörper reagierten offenbar nicht mit anderen physiologischen Strukturen, waren also spezifisch für die pathologisch veränderten Peptidstrukturen.

Auch bei immunhistochemischen Untersuchungen mit postmortal gewonnenem Hirngewebe von Alzheimer-Pa-

Bedeutung von Aβ-Peptiden und therapeutische Ansatzmöglichkeiten bei Morbus Alzheimer

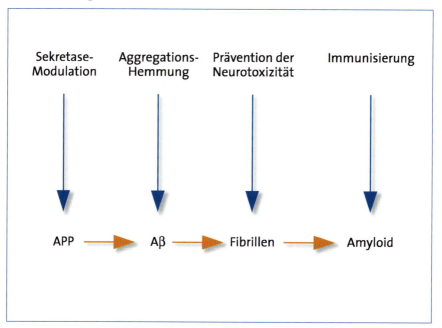

Abbildung 19: In der pathophysiologischen Kaskade, die letztlich in der Ablagerung von Amyloid im Gehirn resultiert, finden sich verschiedene therapeutische Ansatzmöglichkeiten.

tienten konnten diese Befunde bestätigt werden. Darüber hinaus konnten die Antikörper nicht nur im Serum, sondern auch im Liquor der Geimpften nachgewiesen werden, betonte Prof. Hock: „Unabhängig vom Blut-Hirn-Schranken-Status finden sich im Liquor Antikörper, die sehr stark die Amyloid-Plaques erkennen. Wie die Antikörper aus dem Serum dorthin gelangen, ist nicht bekannt."

Probleme gab es allerdings bezüglich der Verträglichkeit der Impfung. Die Nebenwirkungsrate lag etwa bei 5 bis 6 %. Als Nebenwirkungen wurden vor allem Entzündungsreaktionen und aseptische postvakzinale Meningoenzephalitiden beobachtet. Deswegen wird es die Therapie zumindest in der bisherigen Form nicht weiter geben, betonte Prof. Hock: „Es wird sicher sehr wichtig sein herauszufinden, wie diese Nebenreaktionen entstanden sind, um sie in der weiteren Entwicklung dieser Therapie weitgehend auszuschalten."

Derzeit werden die bereits behandelten Patienten weiter überprüft und ihr kognitiver Verlauf ermittelt. Gleichzeitig wird diese Form der Therapie weiter evaluiert, indem nach Impfoptionen mit einem besseren Nutzen-Risiko-Verhältnis gesucht wird.

Modulation der Erkrankung versus symptomatische Therapie

Grundsätzlich zielen die verschiedenen Therapie-Ansätze darauf ab, die zu Grunde liegenden Prozesse der Erkrankung zu beeinflussen – sei es über eine Prävention der Amyloid-Ablagerung oder über eine Neuroprotektion. Letztlich entscheidet aber der klinische Verlauf, in welche Richtung die Wirksamkeit einer Therapie geht – ob sie primär symptomatisch ist, wie zum Beispiel bei den Cholinesterasehemmern, die lediglich die Verlaufskurve nach hinten verschieben, oder ob sie insgesamt den Verlauf der Erkrankung zu verändern vermag. Um diesen klinischen Verlauf besser abschätzen zu können, braucht es zuverlässige Surrogatmarker – dazu gehören zum Beispiel Messungen von Amyloidpeptiden und moderne bildgebende Verfahren. „Und man wird über kurz oder lang auch eine direkte Bildgebung der Amyloid-Ablagerungen brauchen", meinte Prof. Hock.

Die bisher übliche Therapie mit Cholinesterasehemmern hat lediglich eine symptomlindernde Wirkung gezeigt. Trotz der Therapie war ein langfristiger Verlust der kognitiven Funktion nicht aufzuhalten. Memantine ist nach den Worten von Prof. Hock ein sehr guter neuer Ansatz: „Ich finde es sehr wichtig und interessant, dass Memantine in dieser Richtung weiter untersucht wird." Denn vom Wirkungsansatz her hätte diese Substanz das Potenzial, nicht nur symptomatisch, sondern auch modulierend auf die Alzheimer-Erkrankung einzuwirken (Abbildung 20). Insofern hält es Prof. Hock für eine Herausforderung, weiter zu prüfen, ob bei Patienten mit leichten bis mittelgradigen Demenzen die Verlaufskurve noch stärker normalisiert werden kann.

Symptomatische oder modulierende Behandlung?

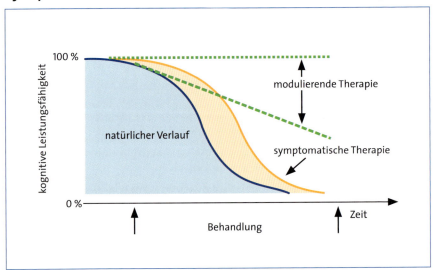

Abbildung 20: Während die bisher beim Morbus Alzheimer eingesetzten Medikamente eine rein symptomatische Therapie ermöglichen, hätte Memantine das Potenzial, auch modulierend zu wirken und so möglicherweise den Abfall der Leistungsfähigkeit aufzuhalten.

Weiterführende Literatur

Bleich S, Wiltfang J, Kornhuber J (2003) Memantine in moderate-to-severe Alzheimer's disease. N. Engl. J. Med. 349: 609-610
Reference ID: 457

Kornhuber J, Bormann J, Retz W, Hübers M, Riederer P (1989) Memantine displaces [³H]MK-801 at therapeutic concentrations in postmortem human frontal cortex. Eur J. Pharmacol. 166: 589-590
Reference ID: 143

Kornhuber J, Bormann J, Hübers M, Rusche K, Riederer P (1991) Effects of the 1-amino-adamantanes at the MK-801-binding site of the NMDA-receptor-gated ion channel: a human postmortem brain study. Eur J. Pharmacol. Mol. Pharmacol. Sect. 206: 297-300
Reference ID: 133

Kornhuber J, Weller M, Schoppmeyer K, Riederer P (1994) Amantadine and memantine are NMDA receptor antagonists with neuroprotective properties. J. Neural Transm. Suppl. 43: 91-104
Reference ID: 141

Kornhuber J, Quack G (1995) Cerebrospinal fluid and serum concentrations of the N-methyl-D-aspartate (NMDA) receptor antagonist memantine in man. Neurosci. Lett. 195: 137-139
Reference ID: 196

Kornhuber J, Weller M (1997) Psychotogenicity and NMDA receptor antagonism: implications for neuroprotective pharmacotherapy. Biol. Psychiatry 41: 135-144
Reference ID: 212

Kornhuber J, Bleich S (1999) Memantin. In: Riederer P, Laux G, Pöldinger W (eds) Neuro-Psychopharmaka. Ein Therapie-Handbuch. Band 5: Parkinsonmittel und Antidementiva. Springer Verlag, Wien, pp 685-704
Reference ID: 273

Kroemer RT, Koutsilieri E, Hecht P, Liedl KR, Riederer P, Kornhuber J (1998) Quantitative analysis of the structural requirements for blockade of the NMDA receptor at the PCP binding site. J. Med. Chem. 41: 393-400
Reference ID: 270

Zukunftsforum Demenz

Das Zukunftsforum Demenz hat sich zum Ziel gesetzt, die Versorgung der Demenzkranken in Deutschland zu verbessern, um ihnen möglichst lange ein würdevolles und – entsprechend ihren noch vorhandenen Fähigkeiten – erfülltes Leben zu ermöglichen.

Dass die Versorgung der Demenzkranken verbesserungswürdig ist, ist unter den an der Versorgung Beteiligten unstrittig. Das Spektrum dieser Beteiligten reicht von den Ärzten der verschiedenen Fachrichtungen über Pflegepersonal bis zu Krankenkassen, Selbsthilfegruppen und Sozialbehörden. Leider ist es häufig so, dass diese Personen nur wenig voneinander wissen – vor allem zu wenig, um Synergismen zu erzeugen oder fehlerhafte Versorgungsstrukturen zu verbessern. Hier will das Zukunftsforum Hilfestellung leisten und den interdisziplinären Dialog fördern.

Dazu wurden verschiedene Aktivitätsfelder entwickelt:
- Workshops für verschiedene Fachgruppen
- Informationsveranstaltungen für Angehörige und Pflegedienstleistende
- Informationsmaterialien wie Broschüren, Ratgeber oder Newsletter
- Kongressbeteiligungen

Bei den Workshops des „Zukunftsforum Demenz" werden wichtige Aspekte des Versorgungsproblems bei Demenz thematisiert und von Vertretern der verschiedenen mit der Versorgung betrauten Gruppen diskutiert. Das Zukunftsforum versteht sich bei diesen Workshops allerdings nicht nur als Diskussionsplattform. Es wird vielmehr angestrebt, auf den Workshops Konzepte zur Versorgung der Demenzkranken zu erarbeiten bzw. durch Verabschiedung eines Thesenpapiers weiterzuentwickeln. Diese Informationen und Konzepte sollen dann – je nach den Möglichkeiten – in die Arbeit der einzelnen Teilnehmer einfließen und so dazu beitragen, die Versorgung der Demenzkranken letztlich zu verbessern.

Zu den folgenden Themenbereichen haben bisher Workshops stattgefunden:
- „Geriatrisches Assessment"
- „Die Arzneimittelversorgung des Demenzkranken unter den Gesichtspunkten der aktuellen Gesetzgebung"
- „Probleme bei der Pflege Demenzkranker"
- „Betreuungsrecht – Wer wahrt die Rechte des Demenzkranken?"
- „Demenz – auf dem Weg zu einem Disease-Management-Programm?"
- „Der Demenzkranke im Leistungsstreit zwischen Kranken- und Pflegeversicherung"
- „Neues aus der Demenzforschung"
- „ Demenz – Prävention und Erkennung von Risikofaktoren"
- „Sprech- und Schluckstörungen – Problemfeld in der Demenztherapie"
- „Die Rolle des Apothekers in der Demenzberatung"

Bei den Informationsveranstaltungen werden die Zuhörer über Verlauf und Therapie der Demenz und insbesondere der Alzheimer-Erkrankung aufgeklärt und bekommen praktische Tipps im Umgang mit den Demenzkranken.

Dieses Informationsangebot richtet sich vor allem an die betreuenden Angehörigen, aber auch an Interessierte aus dem Pflegebereich. Vor allem für diese Zielgruppe wurden drei Broschüren vom Zukunftsforum Demenz entwickelt.

Das Zukunftsforum Demenz ist ständig um Weiterentwicklung bemüht und daran interessiert, seinen Aktionskreis auszuweiten. Weiterführende Informationen sind erhältlich unter:

Zukunftsforum Demenz
Eckenheimer Landstr. 100
60318 Frankfurt am Main
E-Mail: hcr@merz.de